LA RAGE

QUESTIONS A M. PASTEUR

PAR UN MÉDECIN

« J'ai toujours réagi pour ma part contre les déplorables tendances à appliquer d'une façon prématurée à la pathologie les données encore incertaines de la physiologie expérimentale. »

(VULPIAN. Leçons sur les nerfs vaso-moteurs, Paris 1871.)

PARIS

—

1886

INTRODUCTION

QUESTIONS A M. PASTEUR.

Quelques-uns de nos amis nous ont parfois reproché la réserve et même les critiques plus ou moins acerbes avec lesquelles nous avons accueilli les étonnantes communications faites par M. Pasteur à la presse politique, puis à l'Académie des sciences et à l'Académie de médecine.

Nous allons nous efforcer aujourd'hui d'expliquer à nos amis les raisons qui ont dicté nos appréciations et notre conduite. Sans entrer à fond dans un sujet qui touche à des questions aussi complexes, nous allons passer rapidement en revue les arguments pastoriens qui nous ont pa-

ru, après examen, heurter profondément les no-
tions les plus élémentaires de la clinique. Nous
dirons ensuite quelques mots des procédés ex-
tra-scientifiques à l'aide desquels M. Pasteur a
sollicité l'attention du public, procédés qui nous
ont paru de nature à blesser violemment le sens
médical et les sentiments de dignité profession
nelle qui ont toujours fait le plus grand honneur
au corps des médecins français.

Nous relèverons donc contre la méthode Pasteur quelques points, ou plutôt quelques simples
et timides objections qui ont dû nécessairement
se présenter à l'esprit de tout médecin. Par médecin, j'entends l'individu qui, après avoir reçu
une solide instruction théorique et pratique, se
livre ensuite à la pratique de son art. Celui, en
un mot, qui passe sa vie à soigner des malades.
Le type ainsi défini se trouve naturellement dif-
férer essentiellement de l'individu qui, après
s'être rapidement pourvu du diplôme doctoral,
s'élance ensuite dans une voie latérale, telle que
la chimie, la physique, la botanique, la pharma-
cie et même la physiologie. Quel que soit le ni-
veau qu'il atteigne dans sa branche accessoire
et les services qu'il rende à la science, le médecin ainsi dévoyé perd le sens de la clinique et se
trouve par cela même incapable de juger les
questions ressortissant de la médecine pratique.

C'est malheureusement cette catégorie de savants très honorables sans doute, qui composent la majorité de l'Académie des sciences et de l'Académie de médecine et se trouvent par cela même les juges souverains et les directeurs de l'opinion médicale.

Après cette digression, qui m'a paru nécessaire pour expliquer comment nos premiers corps savants ont pu emboucher la trompette de l'enthousiasme en présence de découvertes dont l'étrangeté nous aurait semblé demander un peu plus de réserve, nous allons donc poser les questions suivantes :

Le chien qui a fait la morsure est-il enragé ?

L'individu traité est-il atteint de la rage ?

Pourquoi le nombre des enragés a-t-il été centuplé depuis trois mois ?

Qu'est-ce que la rage des loups ?

Pourquoi la rage est-elle plus grave lorsque la morsure est plus profonde ?

Pourquoi le virus rabique ne donne-t-il lieu à aucune réaction locale ou générale ?

Nous aborderons ensuite quelques points secondaires ; mais, nous le répétons, nous ne pouvons traiter ici ces questions à fond, notre intention étant simplement de faire toucher du doigt les points faibles auquel les pastoriens n'ont pas même songé à répondre.

I. — *Le chien qui a fait la morsure est-il enragé?* Dans un article entièrement favorable à la nouvelle méthode, notre regretté maître et ami Dechambre écrivait les lignes suivantes: « Nous comprenons qu'on se montre exigeant dans l'interprétation du fait de vaccination anti-rabique relaté par M. Pasteur ; qu'on demande, par exemple, SI LE CHIEN ÉTAIT RÉELLEMENT ENRAGÉ. » Nous avons donc le droit d'être exigeant, puisque notre maître l'était, et la première question à poser est la suivante : *Existe-t-il des signes physiques et anatomiques certains pouvant prouver qu'un chien est atteint de la rage ?*

Les vétérinaires avouent sur ce point leur incertitude et leurs hésitations. C'est ainsi que le chien qui avait mordu Meister a été déclaré enragé parce qu'*on a trouvé des fragments de bois dans son estomac.* J'en appelle aux professeurs d'anatomie pathologique, MM. Cornil et Grancher, qui ont emboîté le pas derrière M. Pasteur, est-ce là un signe anatomo-pathologique de quelque valeur ? C'est cependant le seul *signe certain* de la rage si nous en croyons Bouley. On donne encore comme signe de la rage chez le chien quelques symptômes communs à un grand nombre de maladies de la race canine, tels que la tristesse, l'œil hagard, la perte d'appétit, etc. Mais, nous le répétons, la rage canine ne se ma-

nifeste par aucun signe anatomo-pathologique ;
les symptômes de cette affection sont vagues et
mal définis et les vétérinaires, qui discutent depuis longtemps cette question, sont loin d'être
d'accord. Nous affirmerons donc, jusqu'à preuve
du contraire, que *rien n'établit que les chiens
qui ont mordu Meister et Jupille étaient enragés* et qu'il n'est par conséquent pas démontré
que ces deux individus ainsi que les 1500 autres
donnés comme guéris étaient vraiment atteints
de la rage. Nous reviendrons du reste plus lon-
guement sur ce point.

II. — *L'Individu traité est-il atteint de la
rage* ? Ce que nous venons de dire nous dispense
d'entrer dans de longs développements sur cette
seconde question. Tant qu'un individu n'a pas
présenté les symptômes de la rage, il n'existe
aucun signe permettant d'affirmer qu'il est atteint de cette affection. Ce point n'est contesté
par personne.

J'ai pu recueillir un certain nombre de faits
qui prouvent jusqu'à l'évidence qu'il n'existe à
cet égard que tâtonnements et incertitudes. En
voici un :

Un médecin honorable et instruit, qui exerce
aux environs de Paris, et que je ne puis nom-
mer dans la crainte d'attirer sur sa tête les colè-

res des puissants pastoriens, a été appelé, le 16
novembre 1884, près d'un enfant de six ans hor-
riblèment mordu par un chien. Les morsures
avaient labouré le visage, perforé la lèvre supé-
rieure et fait sauter deux dents. L'enfant est
cautérisé DEUX HEURES après l'accident, avec
une solution de chlorure d'antimoine. Le chien
fut abattu, autopsié et déclaré enragé. Il était
impossible que des lésions semblables n'aient
pas inoculé le fatal virus. En présence d'une
situation aussi grave, notre confrère, grand ad-
mirateur de M. Pasteur, (il a changé depuis),
écrit au maître pour le supplier de faire quelque
chose pour cet enfant. Voici la réponse du pro
fesseur de l'Ecole normale (1) :

« Monsieur,

« Les cautérisations que vous avez pratiquées
doivent vous rassurer pleinement sur les consé-
quences de la morsure.

« Ne faites plus aucun traitement ; c'est inutile.

« L. PASTEUR. »

Est-il nécessaire de commenter cette épitre ?
Ainsi, voilà M. Pasteur qui convient lui-même

(1) Il va sans dire que nous tenons à la disposition
de nos amis ce curieux document.

dë son ignorance des choses de la médecine, qui donne une consultation aussi insensée! qui déclare qu'en présence de la cautérisation faite deux heures après l'inoculation, tout traitement est inutile ! Ce serait presque comique si ce n'était profondément triste!

Mais le fait le plus remarquable à déduire de cette observation est le suivant: l'enfant que M. Pasteur a refusé de soigner, mordu par un chien déclaré enragé le 19 novembre 1884, *se porte aujourd'hui très bien*, 19 mois après l'accident. Supposons un seul instant que M. Pasteur ait accepté de traiter ce petit malade et lui ait inoculé ses virus, n'aurait-on pas considéré ce cas comme le pendant bien légitime des guérisons miraculeuses de Jupille et de Meister? On l'aurait fait avec d'autant plus de raison que le chien qui avait inoculé cet enfant avait été déclaré enragé par les vétérinaires les plus instruits de Paris, que les blessures avaient été immédiatement constatées par des médecins compétents. Toutes ces garanties n'existaient pas pour Jupille mordu dans le fond du Jura par on ne sait qui et on ne sait comment, et qui avait bien des chances d'être un enragé de circonstance.

Ce fait démontre donc qu'il est impossible d'établir avec certitude qu'un individu est atteint de la rage et qu'il n'est nullement démontré que les 1500 enragés guéris par M. Pasteur étaient véritablement des hydrophobes.

III.— *Pourquoi le nombre des enragés a t-il été plus que centuplé depuis trois mois? Quelques statistiques.*— Cette question est une que le simple bon sens nous oblige à poser à M. Pasteur. Les statistiques les mieux établies démontrent que la rage faisait en France, avant l'invention du traitement antirabique, de 12 à 15 victimes. Or, d'après la récente circulaire adressée au *Figaro* et à toute la presse politique, le nombre des ENRAGÉS GUÉRIS pendant quatre mois se serait élevé à **1500** ! Cela ferait donc pendant l'année plus de QUATRE MILLE CAS de rage mortelle au lieu de VINGT. Comment expliquer une telle ascension ? On serait presque tenté de croire que les gens deviennent enragés à plaisir depuis qu'on leur offre la certitude de la guérison.

Les statistiques de tous les pays démontrent que le nombre des victimes que fait la rage est extrêmement minime. D'après les statistiques présentées par le Dr Frisch (1) à la Société des

(1) Ce médecin, qui était venu, étudier le traitement Pasteur, a formulé son opinion devant la Société des médecins de Vienne, de la façon suivante : « Quant à la valeur de ce traitement préventif, il

médecins de Vienne, la rage a fait en Autriche, de 1879 à 1885, 13, 8, 5, 7, 2 et 10 victimes. En Prusse, où le seul traitement prophylactique consiste à museler les chiens, il y a eu dans les cinq dernières années 10, 6, 4, 1 et 0 personne ayant succombé à la rage. On le voit, l'hydro-phobie occupe une place peu importante dans notre pathologie, surtout si on la compare à la phthisie, à la diphthérie, à la variole.

Mais cet argument ne diminue en rien le mé-rite de M. Pasteur s'il a vraiment découvert le

n'est pas encore possible de se prononcer avec cer-titude, parce que la durée de l'inoculation de la rage est très longue. Il faut donc attendre encore des renseignements ; mais rien n'empêche de répé-ter les expériences de M. Pasteur (Séance du 17 avril 1786).»

Or, voici comment M. Pasteur et ses amis ont inter-prété ces paroles dans une dépêche reproduite par tous les journaux politiques : « Le docteur Frisch, qui a été envoyé dernièrement à Paris par un comité viennois pour étudier la méthode d'inoculation Pasteur, a fait un résumé de ses recherches dans une réunion publi-que à l'Hôtel-de-Ville. Il a loué sans réserve le systè-me de M. Pasteur et il a dit qu'il devrait être adopté par tous les médecins de l'Autriche. » Je ne sais pas qui est chargé du service de la publicité à l'Ecole nor-male, mais je crains vraiment qu'ils n'abusent par trop de la crédulité du corps médical français.

remède de la rage. N'y aurait-il qu'un seul enragé en France chaque année, je serais éternellement reconnaissant au professeur de l'Ecole normale s'il le guérit et ne regretterais pas les millions dépensés à cet effet. En attendant, je supplie les autorités de ne trop s'en rapporter à la méthode nouvelle et de ne pas négliger les mesures qui sont de nature à contribuer, concurremment avec M. Pasteur, à la prophylaxie de la rage, nous voulons parler du musèlement des chiens qui, rigoureusement appliqué en Allemagne, a fait descendre à zéro la mortalité occasionnée par cette terrible maladie.

IV. — *Qu'est-ce que la rage des loups ?* Nos lecteurs connaissent dans leur ensemble les faits survenus au laboratoire de la rue d'Ulm. Ils savent que la méthode a donné quelques insuccès. Non seulement une enfant, puis une femme sont morts de la rage, mais encore une série de Russes se sont montrés vraiment réfractaires à l'effet des virus moelleux. Au nombre de cinq, ils sont venus mourir dans nos hôpitaux et un sixième a succombé à son retour en Russie.

Cet insuccès était certainement de nature à déconcerter toutes les prévisions. Mais pourquoi n'ont-ils pas voulu guérir ? Est-ce parce qu'ils étaient Russes ? On ne pouvait sérieusement penser à donner cette explication et, à bout d'expédients, on a dit qu'ils étaient morts parce qu'ils avaient été *mordus par des loups.*

D'après M. Pasteur, la rage du loup serait différente de celle du chien. Elle serait plus grave. En outre, les loups ont une manière spéciale d'inoculer leur virus, ils vont plus profondément, etc.

A l'appui de cette assertion le professeur a communiqué au *Figaro* et à l'Académie des sciences une série de faits des plus concluants. Nous les reproduisons textuellement (1) :

« 1° En 1706, le 27 février, à Saint-Julien-de-Civry (Saône-et-Loire), *huit* personnes étaient mordues par un loup enragé. Elles mouraient *toutes* en un espace de temps variant de dix-sept à soixante-huit jours.

2° Le 20 décembre 1806, *neuf* personnes étaient mordues près de Bourges ; *huit* sont mortes.

(1) Cette communication, envoyée sous forme de circulaire à tous les journaux français, n'a pas été lue à l'Académie de médecine. Pourquoi ? L'auteur a peut-être pensé qu'elle y serait moins favorablement accueillie.

3⁰ Le 10 octobre 1812, à Bar-sur-Ormie, *dix-neuf* personnes étaient mordues. — Un médecin cautérisa et lava leurs plaies avec du muriate d'ammoniaque liquide. Elles ont succombé en une période de treize à soixante-onze jours.

4⁰ Le 23 février 1849, à Darbois, un berger nommé Dumont, âgé de soixante-quatre ans, mourait mordu par un loup, après trente-deux jours de souffrances.

5⁰ En 1866, trois personnes mouraient dans l'Aveyron.

Ainsi, voilà les faits cliniques qu'on nous présente ! M. Pasteur est allé chercher dans les almanachs du temps, des observations datant du dix-huitième siècle, et dépourvues de toute authenticité pour expliquer la mort de ces pauvres Russes. Il fallait nous donner des faits récents ou tout au moins remontant à une époque moins légendaire, ce qui nous eût permis de les contrôler.

Nous avons nous-même recherché des faits plus récents et ceux que nous avons recueillis et que nous publierons démontrent que la mortalité par la rage du loup n'est pas plus élevée que celle par la rage du chien.

Je crains bien que les honorables confrères chargés de souffler M. Pasteur lorsqu'il parle médecine ne l'aient engagé dans une mauvaise voie. Il nous semble plus simple d'admettre que ceux des Russes qui sont morts avaient vraiment la rage et que ceux qui sont retournés en Russie, ne l'avaient pas. Ils ont été mordus par le même animal, cela est vrai, mais les uns ont subi l'inoculation, les autres y ont échappé. Si M. Pasteur était médecin, il saurait qu'il arrive souvent que sur plusieurs enfants, vaccinés avec le même virus, un certain nombre échappent à l'inoculation.

V. — *Pourquoi la rage est-elle plus grave lorsque la morsure est plus profonde?* Dans sa communication au *Figaro* et à l'Académie des sciences, M. Pasteur donne encore une raison pour expliquer l'insuccès de sa méthode sur les Russes. Nous citons :

« La différence de gravité s'explique par la puissance de mâchoire du loup qui porte le virus plus profondément dans le système... La mort des personnes mordues par les loups est beaucoup plus fréquente en raison du nombre des blessures, de leur profondeur et de leur gravité. »

Cet argument doit certainement convaincre les lecteurs du *Figaro* et du *Petit Journal*, mais je crois que les médecins sont plus difficiles.

Comment ! l'inoculation est plus grave lorsque le virus est porté plus profondément dans le système ! Voilà qui renverse toutes les idées reçues. J'avais cru jusqu'à ce jour que le vaccin s'inoculait quelle que soit la profondeur de la piqûre. On nous a même toujours conseillé de préférer l'inoculation peu profonde comme beaucoup plus sûre. Tout cela est peut-être changé ; mais je serais heureux de connaître à cet égard l'opinion de la Commission de la vaccine à l'Académie de médecine.

VI.—*Pourquoi le virus moelleux ne donne-t-il lieu à aucune réaction locale ou générale ?* Un des principaux griefs qu'adressaient les Pastoriens à leur confrère Ferran était ainsi formulé : « Vous prétendez inoculer un choléra atténué ; comment se fait-il que votre inoculation ne donne lieu à aucun phénomène local ou général ? Vos malades devraient avoir un petit choléra ou tout au moins présenter une réaction quelconque indiquant l'introduction du virus dans l'économie. Comme rien de tout cela n'a lieu, nous avons bien des raisons de croire que vous n'injectez que de l'eau sale ne possédant aucune propriété virulente spéciale. »

Nous n'avons certes pas l'intention d'émettre une semblable opinion sur le virus moelleux.

Mais les faits qui se passent à l'Ecole normale n'en sont pas moins de nature à renverser ce qu'on nous avait appris autrefois sur les virus. Prenons des maladies essentiellement virulentes, telles que la variole, la vaccine, la syphilis, etc. Nos ancêtres, qui inoculaient dejà au siècle dernier la variole atténuée, n'obtenaient-ils pas toujours une petite vérole, une éruption quelconque? Le virus vaccinal inoculé ne donne-t-il pas toujours naissance à une pustule? L'inoculation de la syphilis ne produit-elle pas le chancre induré ? Tout cela est clair, positif, incontestable. La maladie transmise par inoculation donne naissance à une maladie de même nature. Mais rien de tout cela n'a lieu pour la rage atténuée. On inocule de la moelle plus ou moins virulente, et puis on n'a rien, pas la plus petite pustule, pas même de l'érythème, aucune réaction générale pouvant se rapprocher des accidents rabiques réels. Tout cela est bien étrange et bien en contradiction avec ce qu'on nous avait appris autrefois sur la transmission des maladies virulentes.

Telles sont les principales questions que nous voulions adresser à M. Pasteur et aux honorables confrères qui ont accepté les yeux fermés les faits surprenants qui ont étonné à juste rai-

son le monde scientifique pendant ces six der-
niers mois.

Mais nous tenons essentiellement à déclarer
qu'il n'y a dans notre attitude ni parti pris, ni
hostilité. Nos lecteurs savent que nous avons à
cœur de prendre au sérieux toutes les questions
de science présentant un intérêt pratique. Celle
qu'aborde M. Pasteur est certainement de ce
nombre, et nous serons très heureux de voir un
jour la pratique confirmer ce qui a semblé devoir rester jusqu'à ce jour dans le domaine de
la théorie spéculative. Comme l'a fort bien dit
le savant Autrichien, M. Frisch, la question doit
être réservée, la période d'incubation de la rage
étant quelquefois très longue.

Je supplie donc mes confrères de modérer
leur enthousiasme et je crois qu'il est convenable
d'apporter quelques réserves.

On me dit : « La France n'a qu'un grand homme et vous cherchez à le déprécier » Mais c'est
dans l'intérêt même du Grand Homme que les
réserves me semblent nécessaires, indispensa-
bles. Pensez donc comme il serait cruel aux yeux
de l'Etranger de reconnaître que nous avons été
trop loin, que la méthode est imparfaite, et quelle amère déception pour notre patrie et pour
nous-même si, dans un an, la méthode Pasteur
était abandonnée ou démodée ! Que le public

prenne feu et flamme, qu'il s'enthousiasme à la lecture des tartines dithyrambiques qui lui sont servies chaque jour, cela est dans l'ordre. Mais nous pensons que les médecins ne doivent accepter que sous bénéfice d'inventaire les découvertes dont les applications pratiques ne sont pas encore démontrées. Comme l'a fort bien dit le professeur Brouardel, en parlant des inoculations préventives de l'espagnol et précurseur Ferran collègue et émule de M. Pasteur, il ne faut pas passer trop tôt du domaine de la théorie dans celui de la pratique.

Nous aurons à parler plus tard des procédés à l'aide desquels M. Pasteur et ses amis ont appelé l'attention des gens du monde sur leur découverte. Quoique cette question sorte un peu du cadre purement scientifique, nous croyons nécessaire de mettre au grand jour certains agissements qui nous paraissent de nature à compromettre sérieusement la dignité de notre profession.

Tels sont les points les plus importants qui nous paraissent devoir servir de base à la discusion de la nouvelle méthode.

Nous allons les reprendre et les discuter à nonveau, en faisant connaître les principaux documents qui s'y rattachent.